DE

LA GOUTTE

ET DES

RHUMATISMES

EXPOSÉ

THÉORIQUE ET PRATIQUE

D'UN

TRAITEMENT CURATIF ET PRÉVENTIF

AVEC LES FORMULES PRESCRITES,

PAR

LE DOCTEUR LAVILLE

DE LA FACULTÉ DE PARIS.

NEUVIÈME ÉDITION

PARIS

J.-B. BAILLIÈRE, Libraire, Rue Hautefeuille, 19. | BÉRAL, Pharmacien, Rue de la Paix, 14.

A Londres, chez L. BAILLIÈRE, 219, Regent's-Street.

A Madrid, chez C. BAILLY-BAILLIÈRE, calle del Principe, 11.

A New-York, chez H BAILLIÈRE, 290, Broadway.

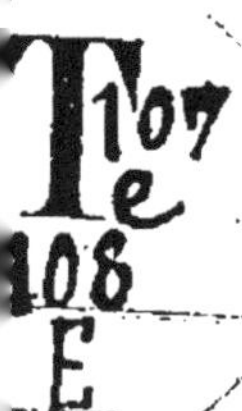

DE

LA GOUTTE

ET DES

RHUMATISMES

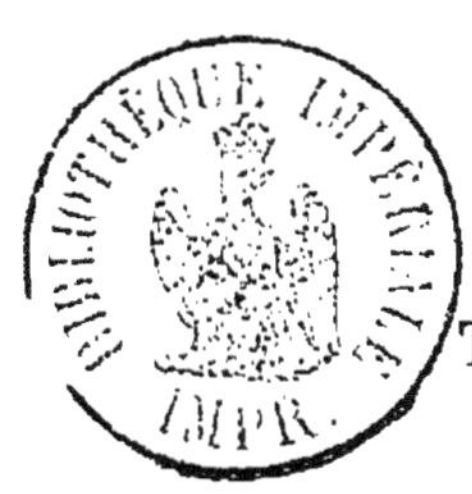

EXPOSÉ

THÉORIQUE ET PRATIQUE

D'UN

TRAITEMENT CURATIF ET PRÉVENTIF,

AVEC LES FORMULES PRESCRITES,

PAR

LE DOCTEUR LAVILLE

DE LA FACULTÉ DE PARIS

PARIS

IMPRIMERIE DE MADAME Ve LACOUR

Rue Soufflot, 18.

1859

TABLE

Pages.

AVERTISSEMENT 11

Analyse de nos médicaments.
Il s'agit de guérison certaine, *sans médicament perturbateur*.

ORIGINE ET BUT DE NOS RECHERCHES. 15

Étude spéciale des maladies arthritiques.

DÉFIANCE DES GOUTTEUX, BIEN NATURELLE. . 16

Il faut en effet craindre tout remède dangereux. C'est la constitution goutteuse tout entière qu'il s'agit de modifier.

D'OU PROVIENT LA GOUTTE? 22

D'un défaut ou d'une altération de sécrétion cutanée, urinaire ou intestinale.

COMMENT GUÉRIR LA GOUTTE, NON-SEULEMENT SANS DANGER, MAIS AVEC PROFIT POUR LA SANTÉ? 22

Par une médication qui donnera aux produits des trois grands émonctoires du corps la *quantité* et la *qualité* nécessaires.

Pages.

ACUITÉ ET CHRONICITÉ. 24

Le médicament pour l'acuité ne peut convenir à l'état chronique.

MANIÈRE DE FAIRE USAGE DE LA LIQUEUR DANS LA GOUTTE AIGUE 32

1° Quand la douleur est très-violente . . . 32
2° Quand la douleur est modérée 36
3° Quand la douleur est légère 38
4° Quand la douleur menace 39

MOYENS D'ARRÊTER LES ÉVACUATIONS TROP ABONDANTES. 40

DE L'ALIMENTATION PENDANT LA CRISE. . . 41

REMARQUE TRÈS-IMPORTANTE SUR LE GOUT DE LA LIQUEUR. 43

CONDUITE A TENIR DANS LA GOUTTE OU LE RHUMATISME CHRONIQUE OU DANS L'INTERVALLE DES ACCÈS 45

NOMBRE DE PILULES A PRENDRE DANS LA GOUTTE OU LE RHUMATISME CHRONIQUE OU DANS L'INTERVALLE DES ACCÈS 46

MANIÈRE DE PRENDRE LES PILULES. 51

OBJECTIONS SUR LE NOMBRE DE PILULES ET LE LAPS DE TEMPS. 52

Une maladie essentiellement constitutionnelle exige une certaine durée pour sa guérison.

Pages.

Du maximum de pilules. 55

Il convient de laisser à la constitution le temps de se modifier.

Peut-on fixer un terme précis a l'emploi des pilules? 58

Non. Cela dépend du degré de la goutte et de l'idiosyncrasie des goutteux.

Action des pilules. 60

L'estomac le plus susceptible n'en éprouve aucune gêne : elles sont d'une complète innocuité, quoique efficaces.

Des rhumatismes. 61

La médication antigoutteuse leur est parfaitement applicable.

Lotions calmantes. 63

La douleur s'apaise en attendant l'action de la liqueur.

Régime des goutteux. 67

Il convient de régler la vie du corps et celle de l'esprit.

Résumé : Avantages de la liqueur 70

On ne sera jamais cloué sur son lit de douleur.

Résumé : Avantages des pilules 72

Pages

Il n'y aura plus d'accès à craindre, et les nodus disparaîtront graduellement.

EN THÉRAPEUTIQUE, IL NE FAUT JURER QUE PAR DES FAITS 73

Les théories sont vaines, si elles ne sont sanctionnées par l'expérience.

PRÉCAUTIONS POUR CONSERVER A LA LIQUEUR ET AUX PILULES LEUR HOMOGÉNÉITÉ . . . 74

Nous avons dû choisir une pharmacie qui nous offrît toutes les garanties désirables pour la bonne exécution de nos formules.

PROJET D'ENVOI A L'ACADÉMIE 78

La question n'aurait jamais abouti, faute de pouvoir y consacrer tout le temps nécessaire.

OBJECTIONS DE CERTAINS GOUTTEUX. . . . 8

La goutte est-elle un brevet de longévité ? Préserve-t-elle de beaucoup d'autres maladies, etc. ? Doit-on redouter une répercussion, etc. ?

OBJECTIONS DE QUELQUES MÉDECINS. . . . 88

Y a-t-il quelque chose à faire à la goutte ? Opinion de Sydenham, l'Hippocrate anglais.

COUP D'ŒIL RAPIDE SUR LES CONSÉQUENCES DE LA GOUTTE OU DU RHUMATISME NÉGLIGÉS. 97

Pages.

Le mal local n'est rien; c'est le cœur qui reçoit le coup le plus fatal. Opinions des princes de la science.

Notre médication vient combler une regrettable lacune.

RÉSUMÉ. 107

FORMULES CONTRE LES AFFECTIONS GOUTTEUSES. 108

Notre médicament n'a jamais été secret. Mixture de kino-colocynthine modifiée dans la goutte aiguë.

FORMULES DES PILULES ANTIGOUTTEUSES. . 113

Alkékengine-silicée produisant d'excellents résultats dans la goutte chronique.

PHARMACIE OFFRANT TOUTE SÉCURITÉ. 117

RAPPORT TEXTUEL DE M. OSSIAN HENRY, MEMBRE DE L'ACADÉMIE DE MÉDECINE ET CHEF DE SES TRAVAUX CHIMIQUES. 118

La liqueur antigoutteuse atteint parfaitement le but qu'on s'est proposé. Les pilules sont désobstruantes, dépuratives, et ne peuvent nuire à la santé.

AVERTISSEMENT.

La publication de nos formules, à la fin de ce petit Traité, nous imposait un devoir : il fallait les soumettre, avec nos médicaments, au contrôle d'une autorité que personne dans la science ne pût récuser.

L'Académie de médecine ne pouvant être appelée à délibérer sur une médication passée depuis longtemps dans le domaine public, nous avons prié l'un de ses membres les plus honorables, et certainement le plus compétent dans la question, de vouloir bien analyser nos préparations antigoutteuses. M. Ossian Henry, chef des travaux chimiques de l'Académie impériale de médecine de Paris, après une analyse aussi approfondie que consciencieuse, termine par ces paroles remarquables :

« La liqueur antigoutteuse du doc-
« teur Laville, d'après la composition
« fournie par l'analyse, est donc formée
« de substances fébrifuges, antipériodi-
« ques, diurétiques et purgatives. C'EST
« UNE HEUREUSE ASSOCIATION POUR ATTEIN-
« DRE LE BUT QU'ON S'EST PROPOSÉ. »

Et à l'égard des pilules, voici les conclusions du rapport :

« CE COMPOSÉ PEUT ÊTRE CONSIDÉRÉ
« COMME DÉSOBSTRUANT, FONDANT ET DÉPU-
« RATIF ; IL NE RENFERME D'AILLEURS, AUX
« DOSES INDIQUÉES, RIEN QUI PUISSE ÊTRE
« PRÉJUDICIABLE A LA SANTÉ. »

Cette haute approbation du savant

chimiste dont le nom donne garantie et pleine sécurité, est la plus belle récompense que notre travail pût recevoir.

Notre médication du reste n'a pas seulement pour but d'enrayer les accès de la goutte, mais encore d'en prévenir le retour ; et si elle doit assouplir les articulations en effaçant lès nodosités, elle tend aussi et surtout à rendre au cœur la liberté de ses mouvements, en faisant disparaître les cristallisations crétacées qui tapissent ses parois et perforent ses valvules (1).

La disparition progressive des stigmates de la goutte est la véritable pierre de touche pour apprécier un remède antigoutteux. Ce résultat si ca-

(1) Voyez l'article : *Coup d'œil rapide sur les conséquences de la goutte et du rhumatisme négligés.*

ractéristique, obtenu *sans médicament perturbateur*, démontre assez qu'il n'est pas seulement question ici de l'avortement éphémère des attaques, décoré, par certains auteurs, du nom pompeux de cure de la goutte, mais qu'il s'agit, avant tout, de guérison certaine, durable, et complétement exempte de dangers.

Avant de juger, qu'on veuille bien nous entendre.

Nous n'avons qu'un seul désir, celui d'être vraiment utile : aussi allons-nous restreindre le plus possible le cadre de cet exposé, sans cependant rien omettre d'essentiel.

DE
LA GOUTTE
ET DES
RHUMATISMES

Origine et but de nos recherches.

Au début de notre carrière médicale, tout l'arsenal thérapeutique se réduisait à peu près à la saignée et à l'eau de gomme. Ce ne pouvait être évidemment le dernier mot de la science. Ne redoutant ni les difficultés, ni le travail, nous nous donnâmes pour mission d'étudier le cancer, l'épilepsie et la goutte. Par des efforts soutenus et un zèle ardent nous espérions qu'un jour ces affections ne seraient peut-être plus regardées comme tout à fait incurables. Au milieu de nos investigations, le hasard nous amena une série de goutteux à traiter. Nous nous livrâmes dès lors à des études spéciales sur les maladies arthritiques, et nous cédons aux instances des personnes les plus honorables en faisant connaître sommairement le fruit de nos travaux.

Défiance des goutteux bien naturelle.

Les goutteux, en général, sont défiants en fait de remèdes; et, il faut l'avouer, leur défiance n'est que trop bien justifiée. En effet, pour quiconque ne vit pas au jour le jour, le point essentiel n'est pas de faire avorter une attaque de goutte, mais de savoir si le moyen employé pour y parvenir ne serait pas tôt ou tard dangereux, comme tant de remèdes vantés jusqu'ici. Il convient de se demander si les attaques successivement conjurées n'augmentent pas le péril au lieu de le diminuer; si ce ne serait pas opposer un obstacle au cours d'une rivière, dont les eaux amoncelées, ne trouvant plus d'issue, produiraient les plus grands ravages.

N'est-il pas, en effet, extrêmement commun de rencontrer des personnes qui se plaignent que la suppression des attaques provoque le retour plus fréquent des crises? Si donc il est bon d'enrayer un accès, ce ne doit être qu'à la condition que, plus tard, on n'aura pas à s'en repentir, et qu'on ne paiera pas, par des souffrances plus rapprochées et plus intenses, un soulagement momentané.

Car il ne faut pas oublier que c'est la constitution goutteuse tout entière qu'il s'agit de modifier, et non pas seulement quelques-unes de ses manifestations, quelques-uns de ses symptômes : or, pour y parvenir, il fallait se faire une juste idée de la nature de la goutte, et savoir s'il était possible de la combattre avec succès.

Pour la solution de ces questions, j'ai d'abord consulté les meilleurs ouvrages des anciens et des modernes, depuis Hippocrate jusqu'à Sydenham et Scudamore; mais, tout en rendant hommage à leurs vues plus ou moins ingénieuses, je n'ai rencontré nulle part une définition nette, claire et précise : et parmi les plus affirmatifs, il n'en est pas dont les théories soient pleinement sanctionnées par la pratique. Cela vient sans doute de ce que, pour les uns, les moyens d'investigation n'étaient pas assez perfectionnés, et de ce que les autres n'ont pas suffisamment interrogé la chimie dans des questions où elle devait remplir le principal rôle.

J'ai donc été obligé d'étudier la diathèse goutteuse sur les goutteux eux-mêmes, et ainsi j'ai pu soumettre mon travail au contrôle de l'expérience.

J'épargnerai au lecteur la longueur et l'aridité d'un labeur aussi opiniâtre, pour le conduire vite à la conclusion.

En interrogeant soigneusement les goutteux, en réfléchissant à leurs antécédents, en ne négligeant aucun commémoratif, j'ai reconnu que les premières atteintes de la goutte ont toujours et invariablement été précédées d'une *suppression* de la transpiration, d'un *trouble* de la miction, ou d'une *irritation* des intestins.

Ces observations indispensables ne suffisaient pas encore pour résoudre le problème : il fallait suivre la route tracée par Berthollet, étudier à fond les changements successifs, les différences de composition chimique de l'urine, de la sueur et de la bile. Nous devions même tenir compte de la déperdition fréquente de la liqueur séminale, dont sont trop prodigues les hommes de plaisir sans peser les conséquences d'une telle conduite.

Les membranes séreuses synoviales, qui entourent les articulations mobiles, ont aussi appelé notre attention d'une manière toute particulière. Il suffit de songer au rôle important que jouent ces tissus chargés de sécréter la synovie, pour déplorer que leur étude ait été si complétement négligée.

Conçoit-on, en effet, que dans une maladie qui attaque spécialement les jointures, on se soit à peine occupé de la synovie, destinée à lubrifier les articulations, à entretenir et à faciliter le mouvement?

Si cette liqueur douce, onctueuse, semblable à du blanc d'œuf, devient acide, les extrémités osseuses seront bien vite corrodées. Si c'est un fluide aqueux, sans cohésion, l'articulation manque de soutien, et les chocs ne sont plus amortis. En outre, les nodosités sont certainement dues, selon nous, à un suintement de la synovie par la surface externe des capsules séreuses articulaires. Cette exhalation des membranes séreuses par leur surface adhérente, cette espèce d'exosmose est un accident pathologique dont il importait de scruter le mécanisme, et on ne se figurerait jamais tout ce qu'il faut dépenser de patience, de temps et de soins, pour arriver à des faits concluants et en déduire des conséquences pratiques.

Tous ces phénomènes que j'indique rapidement, sans vouloir entrer ici dans aucun développement scientifique, devaient être examinés séparément, et surtout dans leur ensemble.

J'ai donc soumis à des analyses fréquentes et rigoureuses les différents produits de sécrétion des goutteux, avant, pendant, et après les crises. Ces expériences et ces recherches nous donnent les moyens de répondre d'abord à cette question :

D'où provient la goutte ?

Elle provient d'un *défaut* ou d'une *altération* de sécrétion cutanée, urinaire ou intestinale.

Cette définition nous conduit ensuite à la solution d'une seconde question, non moins importante :

Comment guérir la goutte, non-seulement sans danger, mais avec profit pour la santé ?

Par une médication capable de rétablir la transpiration si elle a été supprimée, de ramener le cours des urines à son volume normal, et de détruire la constipation trop opiniâtre si elle existe. Mais il ne suffirait pas que ces trois fonctions se fissent bien sous le rapport de la *quantité*, elles demandent encore et surtout la *qualité*.

En effet, nous avons parlé non-seulement du *défaut*, mais aussi de l'*altération* de sécrétion. Car la transpiration, la miction et l'exonération doivent être non-seulement assez abondantes, mais charrier au dehors certains principes dont le séjour produirait les plus graves désordres.

C'est précisément ce que nous voyons dans la goutte. N'arrive-t-il pas souvent qu'après une attaque les articulations se trouvent déformées par des concrétions tophacées ?

N'est-ce pas là une indication de la

nature pour nous mettre sur la voie du remède?

Ces dépôts de la goutte ont été analysés par les chimistes Wollaston, Fourcroy, Vauquelin, Barruel. Tout le monde connaît maintenant leur composition.

Restait donc à trouver un moyen pour empêcher ces sels de se répandre aussi abondamment dans l'économie et, pour ainsi dire, de s'y condenser. Les médicaments, dont il sera parlé plus loin, atteindront ce but si désirable, puisqu'ils donneront aux produits des trois grands émonctoires du corps la *quantité* et la *qualité* nécessaires.

Acuité et chronicité.

Ici s'élève une question préjudicielle de la plus haute importance, et qui domine toute la thérapeutique antigoutteuse.

Le médicament de l'état aigu peut-il convenir à l'état chronique?

Quelques essais superficiels ont pu d'abord laisser du doute à cet égard; mais une longue expérimentation m'a démontré jusqu'à l'évidence qu'un seul et même remède ne pouvait s'appliquer à deux états si différents.

En effet, tous les médicaments anti-goutteux, si prônés jusqu'ici, n'ont jamais réussi qu'à diminuer les crises. C'est déjà quelque chose, assurément, mais il ne faut pas exagérer : là se borne toute leur action; et, s'il n'est pas toujours exact d'affirmer que les accès deviennent de plus en plus fréquents, à mesure que l'on parvient à les enrayer, il n'est pas plus conforme à la vérité de dire qu'on en ajourne le retour en les diminuant. Ce serait s'appuyer sur des expériences hâtives ou tronquées. Au reste, dans une question si complexe et qui exige des recherches longues et multipliées, l'erreur peut facilement se glisser, si l'on ne se tient pas constamment sur ses gardes.

Tous les goutteux, ceux surtout qui le sont depuis de longues années, avoueront que jusqu'ici on a pu amoindrir les accès, mais que jamais on n'est parvenu à faire rétrograder la goutte elle-même. C'est un point malheureusement trop bien établi, malgré les allégations contraires mais qui ne sont pas toutes désintéressées.

Il était donc nécessaire de chercher des substances capables non-seulement d'arrêter le développement de la goutte, mais encore d'en détruire le germe, s'il était possible. On ne pouvait y parvenir qu'en séparant avec un soin extrême ce qu'on a toujours confondu : la *chronicité* et l'*acuité* de la goutte.

En effet, dans la goutte aiguë, les douleurs étant intolérables, le remède doit être aussi prompt qu'efficace : autrement, sans compter les souffrances inouïes du malade, les articulations successivement ou simultanément labourées par la goutte se déforment ou s'ankylosent. Il importe donc de prévenir au plus vite de tels désordres : c'est à quoi réussit de la manière la plus heureuse la liqueur dont il sera parlé plus bas.

Mais, dans la goutte chronique, on s'abuserait étrangement si l'on tentait d'employer les mêmes moyens. Car il ne s'agit plus d'éteindre l'incendie, mais de rendre la maison incombustible.

La goutte chronique est souvent acquise, mais plus souvent encore elle est transmise par l'hérédité : c'est donc l'organisme tout entier qu'il faut purifier : dans ce cas, les remèdes violents doivent être sévèrement bannis; car l'économie se révolterait, le but serait manqué, et la santé bientôt gravement atteinte.

L'action insensible du temps ayant engendré la goutte, un certain laps de temps est nécessaire pour en triompher. C'est, pour ainsi dire, atome par atome que l'élimination doit se faire ; on ne sera donc pas surpris qu'il faille de la patience pour parvenir à une cure radicale. Que l'on se garde donc bien de confondre l'état chronique avec l'état aigu : si le premier exige des mois, le second ne demande que quelques heures pour sa guérison.

A chaque état spécial, une méthode spéciale. A un mal aigu, un remède prompt et sûr ; mais avec un mal chronique, invétéré, constituant, pour ainsi dire, une seconde nature, une médication trop active serait vraiment incendiaire.

On doit, en quelque sorte, suivre en sens inverse la marche même que le mal a suivie : c'est à pas lents que l'économie s'est trouvée envahie; c'est par degrés insensibles seulement qu'elle peut s'épurer. L'ennemi a cheminé sourdement et ne s'est révélé que lorsque déjà il était maître de la position; il faut le refouler peu à peu jusqu'à ce qu'il ait perdu tout le terrain qu'il avait gagné. Le médicament doit donc opérer presqu'à l'insu de celui qui le prend; ainsi agiront les pilules antigoutteuses, tant leur action est douce et inoffensive, quoique d'une efficacité assurée.

Il n'y a que ceux qui n'ont aucune idée de la nature de la goutte, ou qui n'ont jamais été aux prises avec cette terrible affection, qui pourraient nous reprocher notre sage lenteur et notre prudente temporisation ; les goutteux n'y verront qu'un motif de complète sécurité.

On ne saurait trop le redire : lorsqu'il s'agit de modifier profondément une constitution, de corriger sa nature, de substituer des sécrétions normales à des produits hétérogènes, d'éliminer de l'économie des sels qui entravent toutes ses fonctions et s'opposent au jeu régulier de ses organes, d'effectuer enfin un changement aussi radical sans faire courir aucune chance, sans exposer à aucun péril, il faut de la persévérance, et celui qui sera pénétré de la difficulté de l'entreprise et de la grandeur du résultat ne marchandera ni les jours ni les mois.

Mais, d'un autre côté, il ne serait pas raisonnable de demander une longue patience sans offrir aucune garantie, sans donner la preuve que la confiance ne sera pas trompée ; car il s'agit ici d'une œuvre sérieuse, toute de conscience et de loyauté.

On pourra donc s'adresser à la pharmacie indiquée à la fin de ce petit Traité, où *tous les renseignements désirables* seront fournis de la manière la plus complète et *la plus désintéressée.*

Nous avons pensé qu'il n'était ni digne ni convenable d'afficher en public des noms honorables, comme pour nous servir de réclame. D'ailleurs, les doutes seront vite éclaircis ; car, de mois en mois, on constatera une amélioration de plus en plus appréciable.

Donc, en résumé, la *liqueur* est destinée à l'état *aigu*, et les *pilules* à l'état *chronique.*

Cette séparation n'est pourtant pas si tranchée qu'on ne puisse quelquefois boire quelques cuillerées de la liqueur pour se procurer, par exemple, une purgation mensuelle ; de même qu'il n'est pas toujours nécessaire d'attendre que l'état aigu n'ait plus laissé de traces pour recourir aux pilules. C'est seulement une règle générale que nous établissons.

Donnons d'abord la manière de prendre la liqueur, ensuite nous parlerons des pilules.

Manière de faire usage de la liqueur.

1° QUAND LA DOULEUR EST TRÈS-VIOLENTE.

Lorsque l'on est en proie à une vive douleur, on prend une cuillerée *à café* (à peu près 4 gram.) de la liqueur, soit pure, soit, ce qui vaut beaucoup mieux, dans environ un demi-verre d'eau sucrée ou une tasse d'une infusion quelconque, chaude ou froide, à volonté. Six ou sept heures après, on répèterait la même dose s'il n'était survenu ni amélioration ni évacuation; et enfin, après un nouvel intervalle de six ou sept heures, on boira, de la même manière, une troisième cuillerée *à café*, si la douleur n'était pas encore diminuée et s'il n'y avait aucune apparence de garde-robe.

Ces cuillerées étant prises, il faut attendre au moins vingt-quatre heures avant de recommencer ; car le médicament, prompt à calmer la douleur et à enrayer l'accès à toutes les périodes, ne détermine quelquefois des évacuations que deux jours après son ingestion : c'est pourquoi il est nécessaire de lui laisser le temps d'agir en ne renouvelant pas trop vite les doses.

Certains tempéraments très-susceptibles éprouveront même assez d'effet d'une seule cuillerée *à café;* ce cas est, à la vérité, très-rare.

Au reste, il ne faut jamais, même dans les grandes crises, et quand il ne surviendrait aucune évacuation, prendre plus de trois cuillerées *à café* dans les 24 heures, et on devra s'en abstenir au moins un jour entier pour en attendre l'effet.

Après cet intervalle, si l'amélioration ne se dessinait pas assez promptement, et s'il n'y avait aucune disposition aux évacuations, on boirait une cuillerée *à café* de la liqueur, et si, huit ou neuf heures ensuite, l'état était encore le même, on reprendrait une autre cuillerée *à café*, et le mieux ne tarderait pas à se déclarer.

Pour soutenir et accroître l'amélioration obtenue, on continuera les cuillerées pendant quelques jours encore, mais à dose très-modérée, une faible cuillerée *à café* le matin, une autre peut-être le soir, en cas de souffrance assez marquée, mais très-souvent une demi-cuillerée *à café* ou un quart, suffit dans la journée.

Ainsi donc, deux choses seulement à examiner : Y a-t-il évacuation, on suspend la liqueur ; y a-t-il amélioration, on diminue les doses. Si les évacuations se prolongent, on les modère ou on les arrête par des lavements émollients, amidonnés, ou même laudanisés si c'est nécessaire, comme nous le dirons plus bas. S'il y a amélioration sans évacuation, peu importe : le plus sûr, cependant, c'est d'en obtenir, parce que le mieux ne tarde presque jamais à venir à la suite ; mais si l'amélioration s'était prononcée, il ne faudrait nullement s'en préoccuper. Nous avons guéri des attaques violentes sans exciter de garde-robe ; l'exubérance du principe rhumatismal et goutteux s'était écoulée avec la sueur et les urines.

Du reste, c'est au médecin à rapprocher un peu les doses, à les éloigner ou à les modifier, suivant les indications.

La cuillerée *à café* de liqueur antigoutteuse ne doit être bue que deux heures au moins avant, ou quatre heures au moins après le repas. Mais une demi-cuillerée peut être bue une heure avant ou deux heures après.

Les boissons généralement permises pour étancher la soif des malades peuvent être prises à volonté, et pour ainsi dire immédiatement avant ou après l'administration de la liqueur.

2° QUAND LA DOULEUR EST MODÉRÉE.

Si la douleur n'est pas ou n'est plus très-violente, une cuillerée *à café* le matin, par exemple, suffit très-souvent; si cependant, le soir, la douleur n'était pas beaucoup moindre, il faudrait recourir à une seconde cuillerée *à café*. Au reste, on diminue la dose en raison de la diminution de la douleur. On ne prend qu'une fraction de cuillerée *à café* si elle suffit pour calmer, et l'on suspend la liqueur dès que commence la purgation, qu'il n'est pas nécessaire de provoquer, comme nous l'avons dit plus haut.

Tant que la douleur n'est pas complétement enlevée, on doit continuer les petites doses. On conçoit, du reste, qu'on ne puisse fixer d'avance un nombre de jours bien précis : cela dépend du sujet, et surtout du degré de la goutte et du rhumatisme. Si l'on a attendu que les articulations fussent énormément gonflées, il faudra plus de temps évidemment pour que la résolution s'opère. Si l'on a été assailli par une de ces attaques qui auraient duré trois ou quatre mois, on ne doit pas s'étonner si, pendant quelques jours, il faut être sur ses gardes.

Après avoir cédé, la goutte et le rhumatisme menacent-ils encore? ce n'est peut-être qu'une panique ; mais ne parlementez pas, et chassez jusqu'au doute en buvant quelques cuillerées : car ce serait une grave erreur que de s'endormir dans une fausse sécurité et de croire que l'ennemi vaincu ne reviendra jamais à la charge.

Loin de nous la sotte prétention de guérir à tout jamais en une seule fois : la goutte et le rhumatisme ressemblent à une hydre dont il ne faut pas se contenter d'abattre une seule tête. Souvent la goutte quitte son siége de prédilection, les articulations, pour se porter sur un organe plus important : c'est ce qu'on a appelé *goutte remontée*. Dans ce cas, il est essentiel de recourir à la liqueur pour s'opposer au développement d'accidents qui pourraient devenir funestes.

3° QUAND LA DOULEUR EST LÉGÈRE.

Une très-petite cuillerée *à café* de la

liqueur, qu'on renouvelle quelquefois le lendemain et peut-être le surlendemain, est bien suffisante pour dissiper toute douleur légère. En tout cas, après avoir pris, en trois jours, trois cuillerées *à café*, il faudrait attendre au moins un jour pour y revenir, si le point douloureux existait encore, ce qui n'est pas probable.

4° QUAND LA DOULEUR MENACE.

Si, au premier avertissement de la douleur, après un excès de table, de plaisir, de fatigue, de travail; si, enfin, aux premières sensations de ces avant-coureurs qui trompent rarement un goutteux, on avait recours à la liqueur, l'accès près d'éclater serait conjuré sur-le-champ. Avant l'explosion du mal, une petite dose est bien plus efficace qu'une grande prise plus tard. Une cuillerée *à café* de liqueur antigoutteuse, bue même sans raison suffisante, ne peut nuire évidemment à un goutteux, à qui elle épargnera peut-être une longue crise. Il est de principe de ne jamais laisser à la goutte le temps d'élire domicile. En tout, ne vaut-il pas mieux prévenir que guérir?

Moyens d'arrêter les évacuations trop abondantes.

L'effet purgatif n'étant nullement nécessaire pour la guérison, on peut toujours l'arrêter et même le prévenir par la médication opiacée ou astringente, dont on ferait usage avant, pendant ou après l'administration de la liqueur, qui n'en serait pas moins efficace.

Ainsi, dans le cas où les évacuations empêcheraient d'user de la liqueur, indispensable cependant pour calmer la souffrance, il faudrait les arrêter ou les modérer par l'opium, le diascordium, la thériaque, etc., soit en pilules, potion ou lavement.

Quand le nombre des selles paraîtra suffisant et qu'on jugera à propos d'en suspendre le cours, soit à cause d'une constitution faible et débile, soit pour tout autre motif, on commencera par donner quelques demi-lavements d'une décoction de graine de lin ou de racine de guimauve; on ajoutera, si cela est nécessaire, quelques gouttes de laudanum, et les évacuations cesseront aussitôt.

De l'alimentation pendant la crise.

Les cuillerées de liqueur ne devant être bues que deux heures avant ou quatre heures après le repas, il est évident que quand on est forcé, pour calmer la douleur, d'en prendre trois ou quatre dans les vingt-quatre heures, on ne trouverait pas le temps de placer un repas. D'ailleurs, l'état de goutte aiguë demande la diète le premier et très-souvent le second jour. En un mot, toutes les fois qu'il y a douleur vive, même à l'état de repos, et si surtout la fièvre s'est allumée, la diète est nécessaire. Mais quand le calme est revenu, et qu'on n'est plus obligé de boire qu'une ou deux cuillerées dans la journée pour consolider et augmenter le mieux obtenu, alors on prend une cuillerée *à café* le matin, deux heures avant le déjeuner, et une autre, s'il en est besoin, le soir, quatre heures après le dîner. On remplacerait un repas par une cuillerée *à café* de la liqueur, si le mal l'exigeait.

Pendant toute la durée de la crise, l'alimentation doit être très-modérée : au reste, la liqueur, produisant un peu d'inappétence, favorise d'autant mieux le traitement.

Remarque très-importante sur le goût de la liqueur.

La liqueur, dont le goût est assez agréable à la plupart des goutteux, provoque parfois un peu de répugnance chez quelques-uns. Pour remédier à cet inconvénient, on peut la boire à dose fractionnée : ainsi, au lieu d'une cuillerée *à café* tout entière, on n'en prendrait que le quart, ou même moins encore, avec plus ou moins de liquide.

Je connais un goutteux dont l'habitude est d'en mettre seulement quelques gouttes tantôt dans un verre d'eau de Seltz, tantôt dans une infusion de tilleul, de thé, de menthe, de fleurs d'oranger, etc., ou dans du sirop d'orgeat, de cerises, etc. ; mais le meilleur moyen de masquer le goût de la liqueur est de la boire dans une tasse de café noir très-léger, dans du sirop de vinaigre framboisé, de groseille, ou dans de l'eau additionnée de vin ou aiguisée par du jus de citron, à volonté. On trouve encore dans toutes les pharmacies des capsules dans lesquelles on peut la verser.

Seulement, il est évident que si l'on n'en prend que quelques gouttes, il ne faut pas mettre trois ou quatre heures d'intervalle entre les doses; car on n'arriverait pas ainsi à en prendre une quantité suffisante.

Rappelons encore que cette liqueur offre le grand avantage d'être prise en lavement, tout en conservant la même efficacité.

On aurait soin de débarrasser préalablement l'intestin par un lavement ordinaire; ensuite, on mettrait une cuillerée *à café* de la liqueur dans un quart de lavement de décoction de guimauve ou de graine de lin, qu'on garderait le plus longtemps possible. On le réitérerait plus ou moins souvent, selon l'effet ; et, si l'on ne pouvait le garder assez de temps pour en obtenir un résultat, on ajouterait quelques gouttes de laudanum pour calmer l'intestin. On mettrait entre les repas les intervalles déjà prescrits.

Ainsi, les personnes qui, pendant les accès, éprouvent des vomissements, pourront choisir ce moyen.

Conduite à tenir dans la goutte ou le rhumatisme chronique, ou dans l'intervalle des accès.

Après avoir éprouvé une attaque, on doit s'attendre ordinairement à en éprouver beaucoup d'autres. Si l'on ne veut pas s'exposer à des *récidives sans fin*, si l'on désire réparer ou atténuer les traces du passé et assurer l'avenir, il faut recourir aux pilules, selon le mode que je vais exposer.

Nombre de pilules à prendre dans la goutte ou le rhumatisme chronique, ou dans l'intervalle des accès.

Principaux cas qui peuvent se présenter.

1° S'il s'agit de goutte ou de rhumatisme simple, sans nodosité, sans roideur des articulations, sans douleur permanente, mais dont les crises, assez bénignes d'ailleurs, se déclarent une ou deux fois par an, il suffira, pour en prévenir le retour, de prendre 3 ou 4 pilules chaque jour, jusqu'à ce que l'on ait passé deux ou trois époques où les crises auraient dû reparaître.

Si la goutte ou le rhumatisme était encore moins grave que je viens de le dire, une, deux ou trois pilules par jour, pendant le même espace de temps, seraient suffisantes.

2° S'il était question d'empêcher le retour d'accès fréquents, longs et violents, on commencerait par cinq ou six pilules par jour, et, après quelque temps, on pourrait graduellement ajouter quelques pilules, si c'était nécessaire, pour maîtriser entièrement les symptômes.

Si cependant on était surpris par une attaque, on cesserait les pilules pour boire de la liqueur, et, la crise une fois conjurée, pour *prévenir les rechutes* on reprendrait des pilules.

Lorsque les accès ne séviraient plus, il faudrait encore continuer quelque temps l'usage des pilules pour ne pas soustraire tout à coup l'économie à un médicament si salutaire.

Aux périodes où l'attaque se déclarait plus particulièrement, il conviendrait de revenir aux pilules, plus ou moins longtemps, selon la fréquence et la violence des accès qu'on aurait subis précédemment.

3° Si, outre les accès plus ou moins réguliers, il y avait empâtement, difformité des jointures, soudées par de nombreuses concrétions, on prendrait quatre ou cinq pilules le matin, et autant le soir.

Après quelque temps, on pourrait, par gradation, augmenter la dose, si l'on sentait la nécessité de hâter les progrès, qui alors ne se feraient plus attendre.

En continuant ainsi plus ou moins longtemps, selon les progrès obtenus et à obtenir, on parviendrait non-seulement à éviter les accès, mais encore à restituer aux articulations le mouvement dont elles étaient privées.

Tant qu'il y aura des *nodus* à effacer, on prendra plus ou moins de pilules et plus ou moins longtemps, selon le nombre, le volume et l'ancienneté de ces nodus que la goutte aurait élevés au milieu de ses ravages.

4° Il nous serait impossible d'énumérer ici toutes les variétés de gouttes et de rhumatismes chroniques : il y a une infinité de nuances qu'on ne peut décrire : mais il sera facile de se diriger dans tous les cas, puisque, dans quelque hypothèse que ce soit, on peut commencer par trois ou quatre pilules, et les augmenter progressivement si l'amélioration tardait à se faire sentir.

Il y a des cas *mixtes*, c'est-à-dire qui sont tout à la fois aigus et chroniques. Un jour, la douleur est vive ; elle disparaît le lendemain pour revenir bientôt ; et, au milieu de toutes ces alternatives, les articulations ont beaucoup de peine à se mouvoir.

Pour combattre ce double état, il faut

employer les deux médications à la fois : ainsi, un jour on prendra de la liqueur, et le lendemain des pilules. On fera, en un mot, prédominer la médication pour l'état aigu ou chronique, selon les indications à remplir.

Et si les progrès étaient trop lents, on boirait tous les deux ou trois jours une fraction de cuillerée *à café* de la liqueur, sans omettre les pilules le jour même de cette petite dose.

L'irritation profonde se trouvant ainsi directement combattue par la liqueur, l'efficacité des pilules ne serait plus entravée.

Les goutteux et les rhumatisants de *vieille date* agiront sagement en buvant chaque mois, ou au moins tous les deux mois, pendant quelques jours, quelques cuillerées de la liqueur pour se procurer une purgation prophylactique. Pendant ce temps, ils suspendraient l'usage des pilules, pour les continuer ensuite.

Nous n'avons pas séparé le traitement antigoutteux du traitement antirhumatismal, parce que, d'après des expériences maintes fois répétées, la même médication triomphe également de la manière la plus prompte et la plus complète, soit de la goutte, soit du rhumatisme, isolés ou réunis.

Manière de prendre les pilules.

Les pilules, étant argentées, passent facilement; on pourrait les envelopper dans des confitures, et boire en même temps de l'eau sucrée ou une tasse d'une infusion quelconque. On peut les prendre dans l'intervalle, mais mieux au commencement des repas, soit au déjeuner, soit au dîner; car ces pilules, si *essentiellement modificatives*, participent presque autant de la nature de l'aliment que du médicament, et on ne doit craindre ni nausées, ni vomissements, ni anorexie, ni diarrhée : en un mot, aucun trouble ne se manifeste dans l'économie. L'estomac le plus faible, le plus irritable, le plus susceptible, n'en ressent aucune gêne.

On peut les prendre en une, deux ou trois fois dans la journée.

Les personnes qui ne pourraient avaler de pilules les écraseront pour les tenir en suspension dans un quart de lavement.

Objections sur le nombre de pilules et le laps de temps.

Ceux qui m'objecteraient le nombre de pilules et le temps pendant lequel il faudra les prendre, ne devront accuser que la gravité de leur état.

Il est évident que j'ai dû graduer les

doses selon les progrès du mal. Entre le minimum et le maximum de temps et de pilules, j'ai suivi l'échelle de proportion, depuis le cas le plus léger jusqu'au plus grave.

C'est toujours un malheur que d'oublier cette maxime si pleine de sagesse :

> Principiis obsta, serò medicina paratur
> Cùm mala per longas invaluere moras.

Au reste, dans toute enquête *de commodo et incommodo*, il ne faut pas seulement s'appesantir sur les inconvénients sans penser aux avantages. Sans doute il serait préférable de guérir en fort peu de jours ; mais malheureusement la goutte n'est pas une de ces maladies qu'on puisse juguler de cette manière.

En outre, ne serait-il pas déraisonnable d'espérer en quelques mois une cure radicale d'une maladie profondément constitutionnelle, souvent même héréditaire?

Quant au nombre de pilules, n'est-ce pas une garantie de leur complète innocuité?

En effet, elles sont *puissamment dépuratives* de l'économie, mais *nullement perturbatrices*; elles n'imposent aucune privation, ne soumettent à aucun régime particulier, et ne troublent l'exercice d'aucune espèce de fonction, qu'elles tendent au contraire à régulariser.

Si l'on songe qu'il s'agit pour le goutteux de n'être plus attaché sur son lit de douleur, en proie aux déchirements de la goutte, comme Prométhée aux morsures du vautour; si l'on réfléchit qu'il s'agit pour lui de ne plus traîner le boulet qui enchaîne tous ses pas; si l'on considère enfin qu'il est question de terrasser un ennemi qui épie tous les mouvements de sa victime pour la frapper à coup sûr, pourra-t-on regretter quelques années de soins, d'ailleurs si faciles et si peu coûteux?

Du maximum de pilules.

Le maximum de pilules ne peut être énoncé que d'une manière approximative : quatre ou cinq le matin, et autant le soir, ont suffi dans la majorité des cas; mais peut-être sera-t-il bon quelquefois d'en élever momentanément le nombre pour le diminuer ensuite; chacun en jugera par la lenteur ou la rapidité de l'amélioration.

Évidemment, il convient de laisser à l'organisme le temps de se modifier, et de ne pas s'attendre à un changement à vue du jour au lendemain; rien ne doit s'opérer par brusque transition.

En général, il vaut mieux continuer une dose plus longtemps que de l'accroître trop rapidement. Il ne faut rien outrer, pas même les bonnes choses, et ce serait une grave erreur de penser que l'on peut forcer la nature en forçant les doses. On manquerait le but pour vouloir l'atteindre trop vite.

Nous devons d'ailleurs rassurer les personnes timides qui craindraient de prendre quelques pilules de trop.

Les substances qui les composent ne peuvent être nuisibles en aucun cas, et il n'y aurait aucune espèce de danger à doubler ou même à tripler le nombre prescrit.

En persévérant plus ou moins longtemps, selon la gravité du mal, les articulations recouvreront progressivement leur souplesse, et l'on verra les nodus se ramollir pour diminuer insensiblement.

Ce dernier caractère est le plus infaillible pour apprécier un remède antigoutteux.

A cette épreuve péremptoire, nous pouvons, à l'aide de la chimie, en ajouter une autre tout aussi palpable, tout aussi matérielle.

Les tophus des articulations sont composés surtout d'acide urique, d'urate d'ammoniaque, de soude, et de phosphate de chaux. Eh bien ! voilà précisément les sels qui se trouveront dans les évacuations, et en particulier dans l'urine; de sorte que les réactifs chimiques qui en décelaient à peine quelques traces avant l'usage de la liqueur ou des pilules, en montreront une énorme quantité après leur emploi.

Ainsi, par la synthèse, on pourra recomposer les nodus dont l'analyse avait démontré les principaux éléments, et recueillir la preuve la plus convaincante que médicament ait pu jamais offrir : c'est donc la méthode la plus rationnelle à suivre, et nous pouvions vraiment répondre à un général qui nous demandait où passait la goutte : qu'*elle suivait le cours des évacuations*, puisque, en effet, l'analyse chimique, comme nous l'avons déjà dit, y retrouve tous les principes qui la produisent.

Il n'y a donc pas possibilité de répercussion, et, loin qu'il y ait danger, il y a profit pour la santé à faire usage de cette méthode, puisqu'elle empêche la prédominance et le séjour de certains sels pernicieux à toute l'économie.

Peut-on fixer un terme précis à l'emploi des pilules ?

Il est évident qu'une limite rigoureuse ne saurait être assignée ; on ne pourrait bâtir que des hypothèses et de vagues conjectures.

Certaines gouttes ont été très-heureusement modifiées après 2 ou 3 mois, et seulement avec quelques pilules. D'autres ont exigé beaucoup plus de temps et plus de pilules : tout cela dépend d'une foule de considérations qu'on ne peut connaître à l'avance : ancienneté, hérédité, caractère, degré de la goutte, constitution, idiosyncrasie du goutteux.

Tout ce que l'on était en droit d'exiger, c'était une amélioration assez prompte, même pour les cas graves, afin que l'on ne pût douter du résultat final : or, comme nous l'avons déjà dit, après quelques mois les progrès seront tels, que le goutteux pourra ensuite juger par lui-même.

Il n'est pas condamné à prendre des pilules indéfiniment. Quand le mieux est consolidé, il peut s'abstenir ; il suit les diverses phases de la maladie.

Le traitement peut être interrompu pendant quelques jours, sans inconvénient. Qu'on n'oublie pas cependant que celui qui veut la fin doit vouloir les moyens : si l'on désire la guérison, qu'on se soumette aux règles prescrites pour l'obtenir.

En un mot, il faut proportionner sa patience, son énergie, à la durée, à l'opiniâtreté du mal, et toujours surveiller et poursuivre l'ennemi jusqu'à une victoire complète.

Action des pilules.

Les pilules, qui, comme nous l'avons vu, modifient profondément, à la longue, la diathèse goutteuse, ne produisent aucun effet immédiatement appréciable.

Elles sont d'une innocuité parfaite. Si l'on tentait d'en tirer un argument contre leur efficacité, je pourrais citer, entre autres, les pilules d'hydro-ferro-cyanate de potasse et d'urée, aussi énergiques souvent que le sulfate de quinine pour couper la fièvre, et qui ne portent aucun trouble dans l'économie. D'ailleurs, c'est à l'expérience qu'il convient d'en appeler pour juger en dernier ressort.

Les pilules que je viens de citer ont encore avec les miennes ce trait de ressemblance, qu'on en pourrait prendre, dans la même journée, 30 ou 40 sans danger.

Tout le secret consiste dans la préparation, le choix et l'opportunité des médicaments.

Des rhumatismes.

Les rhumatismes ont, en général, des liens d'affinité si étroits avec la goutte, qu'ils ont toujours été regardés comme de la même famille. Aussi la médication antigoutteuse est-elle la meilleure qu'on puisse leur opposer.

Il importe d'établir ici la même distinction que nous avons faite entre la goutte aiguë et la goutte chronique.

S'il s'agit de rhumatismes excessivement douloureux, avec gonflement des articulations, tension, chaleur, rénitence de la peau, avec tout le cortége enfin des symptômes que produit ordinairement le rhumatisme aigu ou suraigu, c'est à la liqueur qu'il faut recourir. Quant aux doses et aux règles à observer, il faut suivre la marche que nous avons tracée pour la goutte aiguë (page 32).

Lorsqu'il sera question de rhumatismes chroniques, ou qu'il s'agira de prévenir le retour d'un rhumatisme aigu, c'est aux pilules qu'il faudra recourir en se conformant aux avis donnés pour la goutte chronique.

J'ajoute seulement que si, de mois en mois, l'amélioration n'était pas assez marquée, on ferait bien de prendre quelques petites cuillerées de la liqueur pour favoriser l'effet des pilules, en obtenant une légère purgation.

Lotions calmantes.

Ces lotions ne peuvent en aucune façon suppléer la liqueur ou les pilules, dont le propre est d'agir sur le principe même du mal ; mais elles offrent une ressource qui peut être utilisée.

En voici la formule :

Alcool camphré. . . . . . 5 gram.
Baume de Fioraventi . . . 50
Ammoniaque liquide à 22°. 35
Eau distillée. 500

Cette eau est celle dont je me sers le plus habituellement. Si l'on voulait, dans quelques circonstances, en accroître la force, on augmenterait la dose de l'alcool et de l'ammoniaque ; et, pour la diminuer, à l'égard de certaines personnes dont la peau est tendre et délicate, il suffirait de l'étendre d'eau.

Lorsqu'un membre est atteint, il est bon, tout en prenant les cuillerées, de le frictionner avec un linge ou une éponge imbibée de l'eau calmante. Il faut surtout éviter le froid pendant ces lotions, qui, sans être jamais nuisibles, sont souvent avantageuses.

Après avoir bien lotionné les membres attaqués, il faut tenir sur la partie douloureuse une compresse imprégnée d'eau calmante, et la renouveler selon le besoin.

Ces lotions ont quelquefois apaisé la violence de la douleur, et donné ainsi le temps à l'action de la liqueur de se produire. Elles ont souvent aussi remédié à la faiblesse et au gonflement, suites d'une crise forte ou prolongée.

Dans certains cas, les lotions sur toute la périphérie du corps ont produit un bon effet. Dans d'autres, des bains de pieds avec addition de 100 à 200 grammes de soude ou de potasse, ou des bains entiers avec 500 ou 1,000 grammes et une ou deux poignées de sel marin, ont bien réussi.

C'est à l'expérience et à la sagacité d'un médecin habile qu'il faut en appeler pour satisfaire aux différentes indications.

Nous le répétons : ces lotions, ces bains, ne doivent être regardés que comme des moyens accessoires ; la médication fondamentale, basée sur la liqueur ou les pilules, *peut s'en passer ;* mais comme leur association a été souvent fort utile, nous avons dû les faire connaître.

Il nous eût été facile, comme à tant d'autres, de composer un volume, en rapportant longuement un grand nombre de faits. Nous aurions pu aussi décrire en détail tous les symptômes de la goutte aiguë, chronique, de la goutte irrégulière ou anomale, et de bien d'autres espèces de goutte encore. Mais tous ces tableaux n'auraient offert aucune utilité réelle pour le goutteux, qui réclame des moyens de guérison plutôt que des descriptions de souffrances qui ne lui sont que trop intimement connues.

Si nous n'avons pas non plus publié les lettres de félicitations qui nous ont été adressées, c'est que nous n'avons pas l'habitude d'emboucher la trompette, et nous pensons que le succès, pour être légitime et durable, ne doit être fondé que sur la vérité pure et simple de ce que l'on annonce. Les choses bonnes et consciencieuses se recommandent assez d'elles-mêmes. D'ailleurs, nous tenons à la disposition de tous ceux qui voudront se convaincre les preuves les plus nombreuses et les plus authentiques.

Régime des goutteux.

Il serait impossible d'en prescrire un qui pût convenir à tous les goutteux indistinctement : chaque constitution a ses règles particulières. Nous pouvons dire, en thèse générale, que les goutteux ne doivent pas faire abus de viandes noires fortement azotées, de boissons alcooliques, de vins capiteux, en un mot d'une alimentation trop succulente, qui, sous un petit volume, fournit au corps des matériaux trop abondants dont il se trouve surchargé.

Mais, s'il est important de régler la vie du corps, il l'est encore bien plus de régler celle de l'esprit.

Les passions ardentes sont la source la plus féconde des maladies, et de la goutte en particulier. Ainsi, je connais un goutteux chez lequel un accès de colère est presque toujours suivi d'un accès de goutte. D'autres excès sont souvent punis de la même manière, et, si le châtiment n'est pas toujours aussi prompt, il est rare qu'on y échappe entièrement ; tant il est vrai qu'un traité de morale serait encore un bon traité d'hygiène.

Je n'attaque pas seulement ici les passions mauvaises, mais toutes les affections de l'âme portées à un trop haut degré : l'exaltation, la tristesse, les préoccupations excessives, une ardeur trop grande pour l'étude : Sydenham, composant son fameux *Traité sur la goutte*, avait prédit que ce travail opiniâtre lui vaudrait un accès plus long, plus douloureux, et la prédiction se vérifia.

En résumé, la sobriété en tout et pour tout doit être pour le goutteux une loi dont il ne saurait s'affranchir sans s'exposer à des attaques et plus fréquentes et plus terribles.

Dans toutes les maladies des goutteux, il ne faut jamais perdre de vue la constitution primitive. Une affection dont on ne peut triompher, et qui, de prime abord, semble étrangère à la goutte, n'est très-souvent qu'une *goutte remontée* ou *larvée*, et ne disparaîtra, conséquemment, que sous l'action des antigoutteux.

RÉSUMÉ.

Avantages de la liqueur.

1° On n'aura pas à craindre de crises, puisqu'on pourra toujours les conjurer dès que les premiers symptômes menaceront. Ainsi, l'on ne sera jamais cloué sur son lit de douleur, et l'on pourra toujours vaquer à ses affaires.

2° Cette liqueur, employée à toutes les périodes de l'accès, et quelque violente que soit la douleur, rétablira bientôt le calme et fera rentrer tout dans l'ordre.

3° Son usage à certaines époques empêchera l'agglomération des sels, et par conséquent l'apparition des crises, comme la soupape de sûreté prévient l'explosion de la vapeur.

4° La santé générale s'améliorera de plus en plus, débarrassée qu'elle sera d'une surabondance de principes qui produisent non-seulement la goutte, mais la gravelle, les rhumatismes, et ces mille maladies protéiformes qui épuisent les pauvres malades sans trève et sans relâche.

5° Toutes les constitutions, quelque nerveuses, quelque fatiguées qu'elles soient, pourront toujours user de cette liqueur, puisque, prise même en lavement, elle conserve toute sa vertu.

Il n'y a pas, que je sache, de contre-indication à l'usage de la liqueur. Si cependant l'estomac était d'une susceptibilité nerveuse extraordinaire, habituellement sujet au vomissement, ou affecté d'inflammation aiguë, il serait prudent alors d'administrer le médicament à très-petite dose, ou mieux encore en lavement.

Avantage des pilules.

Lorsque l'accès aura totalement disparu, le plus vulgaire bon sens commande d'effacer les traces des accès passés et de parer aux accès futurs : c'est le double but que les pilules doivent atteindre.

Ici aucune objection, même spécieuse, ne peut se produire, puisque l'on n'a à craindre aucun effet immédiatement perceptible.

Les appareils digestif, sanguin, nerveux, n'en sont nullement ébranlés : c'est une action lente, mais sûre, de dépuration goutteuse, et l'on ne s'apercevra du résultat que par l'ajournement des attaques, qui deviendront de plus en plus rares et bénignes, jusqu'à leur complète disparition.

En même temps, la souplesse et la liberté des mouvements grandiront, et les nodus, ce cachet jusqu'ici indélébile, se ramolliront, sans s'ulcérer, pour s'effacer progressivement.

Ainsi la goutte n'effraiera plus par ses anomalies et ses métastases, et le goutteux sera enfin délivré de ses horribles angoisses.

En thérapeutique, il ne faut jurer que par des faits.

Je n'ai pas besoin, je pense, d'avertir que ce n'est pas ici une pure hypothèse. Les théories, quelque brillantes qu'elles apparaissent, sont si souvent et si cruellement démenties par la réalité, qu'il faut, en thérapeutique surtout, ne jurer que par les faits. Les conjectures, on le sait, ne manquent jamais, les préceptes ont abondé de tous temps ; mais la pratique, la saine et bonne pratique, a toujours été aussi rare qu'elle est précieuse. Qu'importent les raisonnements plus ou moins spécieux ? Un médicament qui guérit réunit, selon moi, les plus excellentes conditions, et n'a nul besoin de démonstrations, peut-être très-savantes, mais parfaitement oiseuses.

Or, après une expérimentation de plus de vingt-cinq ans, nous avons atteint le but de toutes nos recherches, et nous sommes heureux de voir nos travaux, nos sacrifices de tous genres, couronnés enfin d'un légitime succès.

Précautions pour conserver à la liqueur et aux pilules leur homogénéité.

La liqueur et les pilules *curatives* et *préventives* de la goutte sont composées sur ordonnance magistrale.

Pour conserver leur composition pure

et intacte, nous avons dû, dans l'intérêt des goutteux, prendre les plus grandes précautions.

En effet, à peine une recette est-elle publiée, que chacun aussitôt s'empresse de la modifier, de la torturer de mille manières. On retranche une substance à cause de sa cherté, on en ajoute une autre par amour-propre, on abrège la composition par économie de temps ou d'argent ; tout le monde enfin veut avoir voix au chapitre : c'est une telle discordance, qu'on finit par ne plus s'entendre.

De tous les médicaments fameux légués par l'antiquité, consacrés par une longue expérience, il n'en reste pas un seul en crédit, parce qu'aucun n'a conservé sa pureté native.

Nous devions donc, dans l'intérêt public, faire choix d'un pharmacien présentant toutes les garanties d'honneur et de capacité, l'initier à nos formules et à nos manipulations, afin d'être certain qu'elles seraient scrupuleusement exécutées.

En s'adressant à la pharmacie indiquée à la fin de cette Notice, les goutteux sont sûrs de trouver notre médicament bien préparé et toujours homogène.

En désignant une pharmacie particulière, nous avons encore un autre but : c'est que le même pharmacien, préparant souvent les mêmes substances, s'y montrera beaucoup plus habile, et conservera ainsi au médicament une identité parfaite, et sur laquelle on ne pourrait malheureusement pas toujours compter s'il était préparé par tout le monde.

On sait de reste que les médicaments, quels qu'ils soient, qui devraient être toujours identiques, varient selon les officines où ils ont été préparés. Un exemple entre mille : l'opium est la substance sur laquelle on doit certes le mieux compter. Eh bien, l'on vient de communiquer à la Société de pharmacie de Paris une série d'expériences desquelles il résulte que des préparations opiacées, le laudanum, l'extrait thébaïque, prises dans diverses pharmacies de Paris, ont pu différer entre elles pour la richesse en alcaloïdes dans la proportion de 75 pour 100. On court donc le risque de prescrire un remède inerte ou excessivement dangereux. Aussi les meilleurs médecins, dans certains cas et pour certaines formules, sont-ils obligés de recommander une pharmacie spéciale, puisque de l'exécution loyale et consciencieuse de l'ordonnance dépend toute l'efficacité du médicament.

Au reste, le choix que nous avons

fait du pharmacien est tellement honorable, qu'il nous dispense de rien ajouter.

Quoique ce médicament, administré selon nos prescriptions, ne présente aucune espèce de danger, nous engageons cependant les goutteux à n'en faire usage qu'avec l'agrément de leur médecin, qui en surveillera les effets et les modifiera suivant les indications à remplir.

Ceux de nos honorables confrères qui, dans des cas difficiles, ont bien voulu en appeler à notre expérience, ont trouvé et trouveront toujours en nous le concours le plus empressé et le plus parfait désintéressement.

Project d'envoi à l'Académie.

Au début de notre travail, avant toute publication, quand il nous était encore loisible de nous adresser à l'Académie, nous pensâmes sérieusement à soumettre notre formule au contrôle de l'illustre compagnie; mais plusieurs académiciens nous firent observer que nous allions entrer dans une voie sans issue possible : l'Académie aurait besoin de la sanction de beaucoup de faits nouveaux; les nôtres, malgré leur multiplicité et leur authenticité, ne pourraient suffire : or, quand il s'agit d'une maladie qui exige plusieurs années pour une seule expérience, on ne peut raisonnablement attendre d'une commission, malgré son zèle, qu'elle y consacre son temps, à l'exclusion de tout autre objet.

Au reste, si nous avions gardé quelques doutes, un fait éclatant, qui venait de se passer en pleine Académie, les aurait vite dissipés.

Le docteur Baud, après des recherches infinies, des fatigues physiques et morales telles que les inventeurs seuls peuvent les apprécier, avait proposé un nouveau fébrifuge en remplacement de la quinine. Il apportait cent soixante cas, observés par lui et par quelques-uns de ses confrères. Le rapporteur de la commission nommée par l'Académie elle-même en avait recueilli trente autres, confirmatifs des premiers; il semblait dès lors qu'il n'y avait plus qu'à féliciter l'auteur de sa découverte, dont l'importance était incalculable sous tous les rapports: c'est pourtant ce qui n'a pas eu lieu.

Le Ministre, au nom de l'Académie, lui a répondu que, dans une question si grave, toute solution exigeait une expérimentation prolongée et répétée.

Il ne s'agissait cependant que de fièvre intermittente. En quelques mois la question aurait pu être pleinement étudiée, et jugée à tout jamais. S'il n'en a pas été ainsi (et ce cas n'est pas isolé, les académiciens se rappellent beaucoup de faits semblables), qu'aurais-je pu espérer pour une question dont la solution demande de longues années d'expérience? J'ai donc dû renoncer, à mon grand regret, aux suffrages de la savante société, et, tout en étant aux ordres des membres de l'Académie qui désireraient des faits pour éclairer leur religion, je me suis décidé à établir, en quelque sorte, une vaste enquête publique, à faire appel à tous les hommes d'étude, pour résoudre enfin un des plus grands problèmes de la thérapeutique. Nous convions donc la grande famille médicale à cette œuvre scientifique et humanitaire, et nous hâtons de tous nos vœux le jugement impartial de ce jury solennel.

Quant aux goutteux, leur concours ne peut nous manquer, puisqu'il s'agit ici de leurs plus chers intérêts. Nous n'avons pas besoin de stimuler leur zèle : ceux qui ont souffert compatissent volontiers aux maux d'autrui ; le passé nous répond de l'avenir; tous s'empresseront de nous envoyer le tribut de leurs consciencieuses observations, pour enrichir la science de faits nombreux et irréfragables.

Objections de certains goutteux.

Il est des malades qui semblent tenir à leur goutte comme l'avare à son trésor. Ils s'imaginent naïvement que la goutte est un brevet de longévité, et qu'avec elle on est à l'abri de beaucoup d'autres maladies ; comme si la goutte ne mettait pas sans cesse les jours en péril ; et comme si par elle-même elle n'était pas le plus cruel de tous les fléaux ! Des milliers d'exemples ne prouvent-ils pas, en outre, que la goutte est le germe des plus funestes affections auxquelles l'humanité soit en proie? Les maladies, filles de la goutte, épouvantent l'imagination non-seulement par leur nombre et leur gravité, mais surtout par leur soudaineté; c'est l'épée de Damoclès toujours menaçante.

Aussi tous les auteurs signalent chez les goutteux la fréquence des anévrismes du cœur et des congestions cérébrales.

Quelle est donc, dans ce cas, la meilleure médication à leur opposer?

Un médecin sans parti pris, sans prévention et sans préjugé, un homme enfin de science et de conscience, répondra sans hésiter : C'est la *médication dérivative*. Or, la dérivation *intestinale* est sans contredit la plus efficace. Donc la liqueur antigoutteuse, en purgeant doucement, ne peut que conjurer les accidents cardiaques ou cérébraux, bien loin de les provoquer, comme on l'a dit quelquefois par erreur ou par malveillance.

En effet, depuis Hippocrate jusqu'à nos jours, on n'a jamais cessé de répéter cet adage : *purger, c'est saigner* (1).

Toute autre explication serait superflue : il y a de ces vérités qu'on n'a pas besoin de défendre, elles parlent assez d'elles-mêmes.

D'autres goutteux redoutent une répercussion, une métastase, une transposition sur un organe important. Ces craintes sont légitimes et méritent une explication.

Quand la goutte était regardée comme un hôte inconnu, mystérieux, dont la visite glaçait d'effroi, mais dont il importait de respecter les caprices, sous peine

(1) Mérat et de Lens, *Dictionnaire de matière médicale.*

de s'attirer toute sa colère et toute sa vengeance ; quand on immolait des victimes pour apaiser son courroux, comme au temps de Lucien (1), alors le goutteux, dans son ignorance et son espèce de fétichisme, pouvait bien se courber sous les coups de la douleur, comme l'esclave sous le fouet d'un maître barbare : il était en quelque sorte excusable de se présenter en holocauste à la goutte comme les peuples superstitieux sacrifient aux mauvais génies pour se les rendre favorables. Mais si la science n'est pas un vain mot, si la chimie a porté son flambeau dans des questions autrefois si obscures; si enfin la goutte n'est et ne peut être qu'une concentration dans l'économie de sels qui ne trouvent pas d'issue, comme le prouvent physiquement et invinciblement

(1) ΤΡΑΓΟΠΟΔΑΓΡΑ.

les concrétions salines que la goutte laisse sur son passage, pour nous enseigner elle-même son origine et sa nature, il est évident que ce qu'il y avait à faire, c'était de trouver un médicament qui, en rendant ces sels solubles, les expulsât du corps.

Voilà précisément le but que ne manquent jamais d'atteindre la liqueur et les pilules curatives et préventives de la goutte.

Dès lors, il est clair comme le jour que cette médication doit bannir non-seulement toute crainte de répercussion, mais encore inspirer la plus parfaite sécurité. En effet, en chassant au dehors la surabondance des matières salines qui, accumulées, amoncelées dans les organes, y portent le ravage et la mort, l'équilibre se rétablit ; les articulations, libres d'entraves, s'assouplissent ; les appareils fonctionnent sans difficulté, et la vie circule partout librement.

Nous ne saurions trop le redire : ce ne sont pas ici des hypothèses, de vaines théories, mais des vérités palpables, des faits physiques, matériels, confirmés par nos expériences répétées mainte et mainte fois.

Si quelques personnes hésitaient encore, nous les engageons à livrer à un chimiste habile le produit de leurs sécrétions, pour ne conserver aucune incertitude dans l'esprit.

En faisant cet appel, notre intention est d'asseoir la conviction sur une base inébranlable; en sorte que les goutteux qui, dans le doute, se sont abstenus, songent enfin à se garantir de tous les maux dont l'avenir les menace : et ceux qui ont fait usage, sans discernement, de médicaments dont le mode d'action est inconnu, doivent réfléchir à une conduite si pleine de dangers.

Objections de quelques médecins.

Mais, dit-on encore, des médecins pensent qu'il n'y a rien à faire à la goutte.

Que les médecins soient divisés sur cette question, comme sur beaucoup d'autres, il n'y a rien d'étonnant. Les professions libérales n'offrent pas toujours un accord bien fraternel.

Quelques médecins conseillent de s'abstenir, parce que, ne pouvant eux-mêmes rien contre la goutte, ils sont portés à penser que les bornes de leur esprit sont la limite naturelle de la science; en conséquence, ils délivrent gratuitement un brevet d'incapacité générale. C'est peut-être de la libéralité, ce n'est pas de la justice.

D'autres pensent qu'ils auraient dû trouver le remède, s'il en existait, quoiqu'ils n'aient pris ni le temps ni la peine de chercher : c'est-à-dire qu'ils voudraient récolter sans avoir semé ; ce serait fort commode, mais fort peu légitime.

Aux médecins honorables et instruits qui protestent, nous dirons : Pourquoi, *à priori*, vous inscrire en faux contre tout remède antigoutteux? Considérez-vous la goutte comme une espèce de *noli me tangere*, une sorte de mal sacré, une plaie de Dieu qu'il serait impie de guérir?

Si telle n'est pas votre pensée, pourquoi interdire toutes recherches aux hommes laborieux, et frapper d'avance de discrédit le résultat de leurs veilles et de leurs travaux? Qui peut se croire assez haut placé pour régner seul sur la science?

Sans doute il y a des abus à déraciner et le charlatanisme à détruire ; aussi est-ce un droit et un devoir d'appliquer un critérium sévère; mais s'ensuit-il qu'il faille nier tout progrès nouveau?

Si la goutte devait s'apaiser d'elle-même; si l'on entrevoyait un terme à des souffrances sans cesse renaissantes, le conseil de ne rien faire pourrait, à la rigueur, se concevoir encore; mais comme l'expérience quotidienne prouve surabondamment que la goutte, livrée à elle-même, ne pardonne jamais; que, si elle semble quelquefois sommeiller, son réveil est tôt ou tard terrible, on comprendra la responsabilité de ceux qui conseillent de se croiser les bras, et le désespoir qui rongera un jour, mais trop tard, leurs pauvres victimes.

Un exemple bien regrettable vient tout récemment d'affliger le corps médical. Le docteur M. S., à force de travail et de talent, avait conquis un rang des plus honorables parmi ses confrères:

il avait été nommé professeur agrégé de l'Ecole de médecine de Paris, médecin des hôpitaux, et membre de l'Académie impériale de médecine. Un brillant avenir s'ouvrait donc devant lui, lorsque, au milieu de sa carrière, il fut assailli par la goutte, dont les ravages furent tels, que toutes ses phalanges furent luxées et déjetées, et que chaque main ressemblait, selon son expression pittoresque, à une patte de poulet rôtie. Que l'on se figure par cette seule particularité le désordre et les souffrances des autres organes! Enfin, après une lutte horrible d'une quinzaine d'années, il vient de terminer sa misérable existence. Voilà donc le fruit des doctrines qu'on nous oppose; voilà donc où conduisent les conseils de nos adversaires, dont toute la thérapeutique se réduit à une méditation *sur la mort*, comme le disait si justement le célèbre Asclépiade.

Un médecin opposé à tout traitement antigoutteux, auquel on citait cet exemple, répondit sans s'émouvoir : « Au moins il est mort dans toutes les règles.» Molière n'aurait pas mieux dit. C'est aux goutteux à voir s'ils veulent souffrir et mourir pour la plus grande gloire de quelque enfant perdu d'Esculape.

Du reste, les objections que l'on élève n'exigent aucuns frais d'imagination : elles sont le rebut de toutes les époques, et ressassées à propos de tout remède nouveau : c'est toujours le même air que l'on joue et la même ritournelle que l'on entend. Ainsi, le quinquina était déjà répandu en Europe depuis plus de cinquante ans et avait opéré par conséquent des milliers de guérisons, lorsque le premier médecin de France, Guy-Patin, professeur au collége royal de Paris, écrivait à son ami Falconnet : « Le quinquina ne guérit pas la fièvre intermittente, et nous l'avons abandonné : *jacet ignotus sine nomine pulvis.* »

Certains médecins déblatéraient contre le quinquina par un motif que l'on n'oserait jamais soupçonner si le fameux Morton ne l'avait consigné dans ses ouvrages : le quinquina guérissait trop vite et leur enlevait l'occasion de s'enrichir aux dépens des malades (1).

Quelques autres, fins politiques, agissaient par la peur sur le moral de leurs clients, en leur pronostiquant que, s'ils ne périssaient pas dans l'année, ils succomberaient infailliblement avant la fin de la période septennale (2).

Et, comme toujours, sans la moindre critique des faits, on a mis sur le compte

(1) « Ne scilicet hâc succinctâ methodo febres obtruncandi, ægrotantium **crumenas emulgendi** occasio tolleretur. » (Morton, *De morbis universalibus acutis*, cap. 8, p. 122.—1692.)

(2) Chifflet, *Pulvis febrifugus*; Plempius, *Peruviani corticis defensor repulsus*.

de la médication tous les accidents ordinaires et extraordinaires aux maladies survenues après son emploi. De cette manière, on a pu attribuer au quinquina les effets les plus opposés. Ainsi, on a trouvé qu'il donnait naissance aux convulsions, au tétanos, à la pneumonie, à la folie, à l'apoplexie, à l'asthme, etc., etc. Et des gens assez naïfs y ajoutèrent foi : tant il est vrai de dire :

Toujours l'erreur sème une erreur nouvelle.

Si je parlais de la vaccine, il faudrait des volumes pour raconter toutes les absurdités qu'on a débitées à son sujet : ainsi, un enfant vacciné tombait-il du haut d'un arbre, c'était évidemment la faute de la vaccine. De même, un goutteux se gorge de vin et de dinde truffée : survient-il une inflammation de l'estomac, ce n'est pas l'intempérance que l'on accusera, mais la médication antigoutteuse, si jamais elle a été employée. Quoi que fasse un goutteux, il peut suivre bien ou mal la méthode prescrite, se livrer à toutes ses fantaisies, être atteint de toute espèce d'affection, ne demander conseil qu'à la dernière heure et n'obéir qu'à ses caprices, n'importe : la médication antigoutteuse est responsable de tout. On ne s'inquiète pas de savoir si cette médication, bonne sans doute, est soumise, comme toute autre, à certaines règles, à certaines conditions ; non, non, il faut des miracles, et toujours des miracles : tant il est admis dans un certain monde que, pour raisonner médecine, la logique et le bon sens sont des ornements de luxe.

Citons un dernier argument favori : Quand la goutte est aux pieds, il faut, dit-on, la *caresser ;* c'est-à-dire qu'on se propose de l'accueillir comme une jeune et timide débutante qui mérite des encouragements. Quelle honte ! quelle amère dérision pour l'humanité souffrante ! On ignore donc que la goutte ne se produit au dehors que lorsque toute l'économie en est infestée, imprégnée, saturée ! Ce n'est qu'un *excès* de goutte qui constitue un *accès*. Aussi est-il inouï qu'une attaque ne soit pas suivie de beaucoup d'autres. Ce sont des éclairs qui, de temps en temps, percent le nuage trop chargé d'électricité. Ne serait-il donc pas éminemment sage d'employer une méthode faisant l'office de paratonnerre et soutirant le fluide goutteux sans choc ni commotion ?

Si quelqu'un a jamais été compétent pour donner un avis en pleine connaissance de cause, c'était assurément le grand Sydenham, si justement nommé l'Hippocrate anglais : en proie à de violents accès de goutte, il cherchait un remède sans jamais désespérer, et demeurait convaincu qu'un jour on le découvrirait, et qu'on devait encourager noblement tous les efforts consciencieux tentés pour y parvenir.

Il serait donc temps enfin de réunir en faisceau toutes les forces vives du corps médical, pour chasser la goutte, ce désespoir de la médecine et ce fléau de l'humanité.

Coup d'œil rapide sur les conséquences de la goutte ou du rhumatisme négligés.

D'abord, le simple bon sens indiquait que les douleurs atroces, selon l'expression énergique de Sydenham, devaient retentir profondément au sein de tout l'organisme.

En effet, le mal local, tout grave qu'il soit, n'est ici que l'accessoire.

Ainsi, épaississement, tuméfaction, érosion des synoviales ; ulcération, ramollissement, destruction des cartilages articulaires : déformation, luxation des phalanges ; dénudation, carie des extrémités osseuses, souvent ankyloses.

Tous ces phénomènes locaux sont bien loin de constituer l'élément principal de la maladie. C'est le cœur, avec ses membranes, qui reçoit le coup le plus direct et le plus fatal. La raison en est péremptoire, puisqu'elle est fondée sur l'anatomie. En effet, dans la goutte et le rhumatisme, l'inflammation siége dans les tissus *séro-fibreux* des articulations, et, par analogie de texture, envahit les tissus *séro-fibreux* du cœur. De sorte que la coïncidence ou la coexistence de cette double phlegmasie a été proclamée LA RÈGLE, LA LOI, par M. le professeur Bouillaud, si sévère en fait d'observation, et dont le diagnostic approche de la rigueur mathématique. Et ce qu'il y a de plus fâcheux, c'est que, comme le dit M. Bouillaud : « Le rhumatisme intérieur (celui du cœur) « prédomine souvent sur le rhumatisme extérieur (celui des articulations), l'absorbe en quelque sorte, et « poursuit opiniâtrément sa marche et « ses ravages longtemps après qu'il ne « reste plus aucune trace du rhumatisme extérieur (1). »

Ces ravages sont d'autant plus redoutables, qu'ils se développent à l'insu du malade lui-même.

Comment donc expliquer cette marche sourde et ténébreuse qui semble bien étrange et presque incroyable de prime abord ?

Par une raison toute simple et purement anatomique. Le cœur est privé de

(1) *Traité clinique du rhumatisme articulaire.*

l'ordre de nerfs appelés *sensitifs*, et par conséquent les inflammations de cet organe, à moins de complications, ne causent pas une *vraie* douleur. Ainsi se comprennent tout naturellement les aggravations successives, jusqu'à ce que la lésion organique, parvenue à un certain degré, trahisse, mais trop tard, ses progrès effrayants.

C'est donc un fait désormais acquis à la science, que ce travail destructeur du centre de la circulation sous l'influence de la phlegmasie articulaire. Il est du reste complétement mis hors de question par les plus éminents professeurs.

A leur tête brille M. Andral, dont les paroles ont une imposante et si juste autorité : « Je ne doute plus, pour ma « part, écrit cet illustre praticien, du « rôle important que joue le rhuma- « tisme articulaire aigu dans la pro-

« duction des maladies organiques du
« cœur. D'un côté, je me suis assuré,
« par une investigation attentive, qu'un
« assez grand nombre d'individus, at-
« teints de diverses lésions du cœur,
« avaient eu antécédemment un rhu-
« matisme aigu, et que c'était à dater
« de cette époque, ou peu de temps
« après, qu'ils avaient commencé à re-
« marquer en eux quelques accidents
« du côté du cœur. D'un autre côté,
« ayant observé chaque jour l'état du
« cœur chez beaucoup de rhumati-
« sants, j'ai, en quelque sorte, entendu
« naître, sous mon oreille, l'affection
« du cœur. A la première période de
« la maladie, il n'y a le plus souvent
« ni douleur à la région précordiale,
« ni palpitation, ni dyspnée ; plus tard,
« ces deux symptômes apparaissent, ils
« coïncident le plus souvent avec un
« état d'hypertrophie du cœur qui sur-

« vient plus ou moins rapidement,
« comme résultat de l'endocardite (1). »

Et M. Bouillaud, dont les travaux ont jeté une si vive lumière sur les affections cardiaques, ne craint pas de s'écrier : « Malheur ! trois fois malheur à ceux « chez lesquels un rhumatisme articu- « laire aigu passe à l'état chronique, « non-seulement sous le rapport des « suites de la maladie articulaire, mais « encore et surtout sous le rapport des « *suites*, des *coïncidences intérieures !* « Hélas ! combien est grand le nombre « de ceux qui, au bout d'un temps plus « ou moins long, meurent victimes ou « martyrs de ces lésions *chroniques* « *organiques des valvules du cœur avec* « *accompagnement d'hypertrophie de cet* « *organe* (2) ! »

(1) Notes et additions au Traité de l'auscultation médiate de Laënnec.

(2) Ouvrage cité.

Si, au jugement des princes de la science, une inflammation articulaire de nature rhumatismale est accompagnée de tels désordres, que dire alors de l'inflammation articulaire de nature goutteuse, dont la gravité, toutes choses égales d'ailleurs, est beaucoup plus redoutable? Les nodosités extérieures qui frappent tous les regards ne devraient-elles pas appeler la plus sérieuse attention sur des productions similaires à l'intérieur, et bien autrement dangereuses, sur les cristallisations et incrustations des valvules du cœur, dont le jeu peut être si facilement enrayé?

La France médicale, rédigée avec un talent hors ligne, imprimait naguère ces paroles qui devraient résonner sans cesse aux oreilles de tout le monde : « La « maladie est-elle circonscrite dans « l'organe qu'elle affecte? Nul n'ose« rait soutenir l'indépendance d'un or-

« gane souffrant, et il faudrait avoir « perdu le *sens moral* pour nier à la « circulation et à l'innervation le de- « voir de porter au loin l'expression « d'une altération ou d'une douleur. »

Ah! si l'erreur et les préjugés n'aveuglaient pas quelquefois les meilleurs esprits, ne serait-il pas étrange qu'il fallût insister sur la nécessité absolue de guérir non-seulement l'acuité, mais encore et surtout la chronicité de ces terribles affections!

En effet, c'est moins souvent la rigidité articulaire qui condamne à l'immobilité, que la maladie chronique du cœur, et c'est par la lésion profonde de cet organe que beaucoup de goutteux périssent comme lentement asphyxiés.

Aussi, notre médication vient-elle combler une regettable lacune. On ne s'était occupé jusqu'ici que d'amoindrir les accès; mais tout le monde sait malheureusement que, l'accès une fois passé, on n'en reste pas moins goutteux ou rhumatisant. Donc, s'il est bon de guérir l'accès qui est l'*effet*, il est bien mieux encore de guérir le vice constitutionnel qui est la *cause* : car la diathèse goutteuse ou rhumatismale n'est pas plus guérie par la suppression d'un accès, que la diathèse cancéreuse par l'extirpation d'une glande, ou la diathèse scrofuleuse par l'enlèvement d'un ganglion. C'est donc, encore une fois, toute la constitution qu'il faut modifier : or, c'est précisément cette dernière qui a toujours été négligée par les auteurs mêmes qui se vantent le plus de guérir la goutte. Beaucoup n'en parlent même pas ; les autres ne la mentionnent évidemment que pour la forme, puisqu'ils ne proposent que la médication de l'état aigu, seulement à moindre dose ; ils ne voient, par conséquent, que des nuances dans deux états pourtant si dissemblables. Aussi les goutteux roulent-ils de chute en chute, sans paix ni trêve assurée. N'est-il pas évident, en effet, qu'un médicament doué d'assez d'énergie pour l'état aigu, ne peut convenir à tout un système qu'il s'agit de changer avec une sage lenteur et une prudente temporisation? Nos travaux ont donc tendu surtout à découvrir la médication pour l'état chronique et à la séparer avec le plus grand soin de celle destinée à l'état aigu. Cette dernière éteint le feu; mais l'autre prévient l'incendie et répare ses ravages. Notre idée a frappé si juste, que, depuis une trentaine d'années, chaque expérience en a été une nouvelle consécration. Et ce qu'il y a de remarquable et de bien rassurant, c'est que ce but est atteint *sans moyens perturbateurs*: aucune fonction n'est troublée; au contraire, le jeu de tous les appareils n'en devient que plus régulier. Le cœur et les articulations recouvrent la liberté de leurs mouvements. On constate une amélioration sagement progressive; mais la prudence et le bon sens exigent un temps plus ou moins long, selon le degré du mal, pour transformer, sans rien compromettre, toute une constitution.

RÉSUMÉ.

Pour l'état aigu :

La liqueur est plus sûre, plus efficace, plus infaillible que tous les médicaments connus.

Pour l'état chronique :

Les pilules forment la seule méthode en usage, qui, en épurant toute l'économie, éloigne d'abord les accès en les adoucissant, et les guérit graduellement. Les pilules constituent donc le fond, le principe, la base d'une médication franchement antigoutteuse. Elles sont à la liqueur ce que l'ensemble est au détail, le tout à la partie, ou la cause à l'effet.

Formules contre les affections goutteuses.

Notre médicament n'a jamais été secret dans la mauvaise acception du mot, puisque le pharmacien s'est toujours empressé d'en dire la base aux personnes intéressées à la connaître. Mais, à notre grand regret, nous n'avons pu jusqu'ici publier la formule *in extenso*, parce qu'elle n'est pas arrivée d'un seul jet au degré de perfection qu'elle possède aujourd'hui. Des essais comparatifs ont dû être longuement suivis. Nous devions redouter pour notre médicament le sort de tant de préparations si vite écloses, et si vite oubliées. Aussi avons-nous jugé prudent d'attendre l'épreuve du temps, la sanction des faits, contre lesquels rien ne peut prévaloir.

Nos premières expériences ont porté sur l'état aigu de la goutte.

Parmi les diverses médications employées, je remarquai que je devais quelques succès aux préparations quiniques et quelques autres aux purgatifs. Je résolus dès lors d'associer ces deux moyens.

Toutes les préparations du quinquina ne m'ayant donné que des résultats incomplets, j'ai dû me livrer à une longue série d'expériences et de tâtonnements pour parvenir à mon but. Il en a été de même relativement aux purgatifs, dont le choix a été long et difficile. Ainsi, pour n'en citer qu'un seul exemple, le principe actif de la scammonée d'Alep (scammonine) a opéré de très-belles cures ; celui de la bryone (bryonine) s'est montré souvent aussi très-efficace ; je ne parle pas de la vératrine, dont les avantages et les inconvénients sont connus ; mais enfin le nouveau produit de la coloquinte, que j'appelle *colocynthine*, m'a paru ne rien laisser à désirer, et la liqueur antigoutteuse est donc une mixture de *kino-colocynthine modifiée.*

Voici la manière de préparer ces deux produits.

On prend : 1° écorce de quinquina jaune calysaya de la Bolivie, premier choix (*cinchona boliviana, peruviana*) ; 2° écorce de quinquina rouge, premier choix (*cinchona nitida*). On les réduit, dans un mortier de fer, en poudre fine que l'on passe au tamis ; on les mêle avec soin, et on les traite par l'alcool à 30° chaud, laissant digérer pendant un certain temps; on passe et on épuise les écorces par trois opérations semblables. Le magma étant exprimé et les liqueurs réunies, on les filtre avec soin au papier Joseph pour les soumettre à la distillation et retirer le plus possible d'alcool. Le résidu de l'opération est alors additionné d'eau légèrement acidulée par l'acide sulfurique pur, puis filtré. On met à la nouvelle liqueur un petit excès de chaux, et l'on traite par l'alcool bouillant pour filtrer encore une fois et concentrer au bain-marie en consistance de sirop; ce qui constitue le *nouveau produit du quinquina.*

Pour obtenir la *nouvelle colocynthine*, on prend des fruits secs de coloquinte (*cucumis colocynthis*), on les réduit en poudre et on les traite à épuisement par l'eau tiède; le produit filtré est évaporé en extrait mou qu'on additionne d'un excès de chaux éteinte en poudre fine, et l'on soumet à l'alcool rectifié dans un digesteur. La liqueur alcoolique filtrée est soumise à la distillation et le résidu est mis en consistance de sirop.

On procédera donc de la manière suivante pour obtenir la liqueur antigoutteuse :

Vin généreux d'Espagne. .	1600
Alcool rectifié	200
Eau distillée aromatique . .	160
Nouvelle colocynthine . . .	10
Nouveau produit du kina. .	20
Matière colorante	q. s.

On mélange le tout avec le plus grand soin. Il s'y forme des dépôts successifs, qu'il faut enlever par des filtrations réitérées, jusqu'à ce que l'on constate une limpidité parfaite, qui ne s'obtient qu'après un temps assez long : ce temps, du reste, est nécessaire à la maturation et à l'homogénéité de cette liqueur, qui ressemble en quelque sorte au vin nouveau, dont les qualités se développent après un repos plus ou moins prolongé.

Un heureux hasard nous a conduit à cette découverte. Une tourie, oubliée pendant plus de deux ans, nous donna des résultats qui dépassèrent nos espérances.

La colocynthine se trouve bien modifiée dans son principe amer et drastique, par ce mélange, ce nouveau mode de préparation, cette fermentation insensible et si prolongée.

Formule des pilules antigoutteuses.

On prend : fleurs et calices d'alkékenge (*physalis alkekengi*) avec les baies mondées de leurs semences. Il faut cueillir les calices et les baies avant la maturité, qui, comme dans tous les fruits, en change totalement les propriétés. On les dessèche avec soin et on les réduit en poudre fine.

Sur partie égale de ces diverses poudres, on verse de l'eau q. s. pour en former une pâte molle : on ajoute un peu de chaux éteinte finement pulvérisée, et on traite à plusieurs reprises par l'alcool bouillant. La liqueur filtrée fournit, après avoir été distillée, un résidu contenant l'*alkékengine*. On y ajoute partie égale d'une solution très-limpide, très-transparente et complétement incolore de silicate de soude dont la densité doit marquer 60°.

Ce mélange est amené en consistance pilulaire au moyen d'une poudre végétale stomachique, par exemple celle de chamœdrys.

Telle est la médication qui, dans la chronicité de la goutte et des rhumatismes, nous a donné des succès inespérés.

Maintenant que les faits ont parlé en

notre faveur, il nous serait facile d'établir de belles théories pour les expliquer. Mais nous pensons qu'un remède qui guérit porte en lui-même toute sa justification. Il serait trop long, et fastidieux pour le lecteur, d'entendre l'historique de nos essais si nombreux et si variés; mais nous devons le prémunir contre tout changement qu'on serait tenté d'apporter à nos formules. Croire qu'une substance, en variant d'état, ne varie pas d'action, serait une immense erreur. Ainsi, le silicate dont nous faisons usage diffère beaucoup d'action d'avec le même sel cristallisé. Il en est de même du reste des corps les plus simples : l'eau glacée arrête les vomissements, l'eau chaude les provoque. On sait aussi que l'association de deux substances peut changer la propriété de chacune d'elles au point qu'elle devienne complétement méconnaissable. Dans le chlorure de sodium, par exemple, sel de cuisine, comment une personne étrangère à la chimie soupçonnerait-elle la présence de deux poisons ? Le caractère du mélange peut encore être dénaturé en variant les doses : dans l'air respirable diminuez l'oxygène, et l'azote produira l'asphyxie.

Il importe donc grandement de ne pas innover sans motif : le changement le plus léger pouvant être suivi des plus graves conséquences.

Nos médicaments étant connus, les médecins honnêtes et consciencieux ne pourront plus désormais être arrêtés par d'honorables scrupules.

Nous recevrons avec reconnaissance les renseignements qui nous seront adressés dans l'intérêt public et dans un but scientifique, et nous prions les personnes qui déjà ont bien voulu le faire, d'en agréer ici nos plus sincères remerciements.

LE DOCTEUR LAVILLE,
79, rue du Bac, à Paris.

La liqueur et les pilules demandant un temps considérable et des soins tout particuliers pour leur bonne confection, nous avons dû choisir une pharmacie bien connue pour être à l'abri de tout reproche, et dont l'honneur et l'intérêt fussent engagés à ne rien négliger.

L'on peut s'adresser en toute confiance :

A Paris, 14, rue de la Paix, pharmacie BÉRAL,

Où l'on donnera gratuitement ce petit Traité, afin que tout le monde puisse bien connaître notre méthode, avant d'en faire l'application.

Les médicaments antigoutteux, préparés sur ordonnance de tout médecin, se conservent indéfiniment.

ANALYSE DE NOS MÉDICAMENTS ANTIGOUTTEUX.

Par M. OSSIAN HENRY,

Membre de l'Académie impériale de médecine, chef de ses travaux chimiques, etc.

« Afin de répondre aux désirs de plusieurs « médecins qui, dans leur pratique médicale, ont « fait avec un véritable succès usage *de la li-* « *queur curative de la goutte et des rhumatismes* « *et des pilules préventives des mêmes affections*, le « docteur Laville, auteur de ces préparations, a « pensé qu'il serait utile de publier la composi- « tion chimique de ces deux médicaments après « qu'ils auraient été soumis à l'analyse. Il a bien « voulu me confier le soin de cette recherche, et « je viens aujourd'hui présenter ici, sous la forme « du certificat suivant, les résultats que j'ai ob- « tenus.

« Je soussigné Étienne Ossian-Henry, membre « de l'Académie impériale de médecine et chef « de ses travaux chimiques, certifie avoir, sur la « demande de M. le docteur Laville, analysé deux « composés médicinaux désignés sous les noms, « savoir : 1° de liqueur curative de la goutte et « des rhumatismes, et 2° de pilules préventives « des mêmes affections, puis être arrivé à des ré-

« sultats qui me permettent de les considérer com-
« posés ainsi qu'il va être dit plus loin.

Liqueur curative de la goutte et des rhumatismes.

« Le composé qui m'a été remis avec cette dé-
« signation, était un liquide d'une limpidité par-
« faite, d'une teinte rouge rubis ou grenat; son
« odeur rappelait celle des vins généreux d'Es-
« pagne, et sa saveur, d'abord vineuse, alcoolique
« et douceâtre, était bientôt suivie d'une amertume
« prononcée.

« La liqueur en question rougissait le tourne-
« sol; étendue de beaucoup d'eau, elle conservait
« toute sa transparence première; additionnée de
« potasse ou d'ammoniaque, elle prit une couleur
« violette très-belle; enfin, exposée à l'action
« d'une solution de tannin et rendue neutre, elle
« ne tarda pas à fournir, après quelques instants,
« un trouble blanc d'aspect floconneux, puis le
« chlorure de barium acidulé y accusa des traces
« presque insignifiantes de sulfate.

« Quand nous avons eu soumis la liqueur, objet
« de cette analyse, à l'évaporation ménagée, elle
« donna pour résidu un produit sirupeux rouge-
« brun qui, par la calcination, laissa un charbon
« friable, contenant du carbonate et du phosphate
« de chaux. Ces sels nous paraissent provenir
« surtout de certains principes du vin qui sert
« d'excipient au médicament; nous le regardons

« donc comme étranger à sa composition réelle.

« Sans entrer dans le détail minutieux des es-« sais variés auxquels j'ai dû me livrer pour at-« teindre le but désiré, soit en agissant sur des « quantités assez grandes de *la liqueur curative,* « soit en opérant comparativement sur divers pro-« duits préparés à part *ad hoc*, je me bornerai à « mentionner les principales opérations qui ont « été faites.

« Une quantité assez considérable de liqueur « curative a été agitée pendant quelque temps « avec de l'hydrate de plomb récemment préparé. « Le liquide a bientôt perdu sa couleur rouge gre-« nat pour prendre une teinte jaune ambrée peu « intense, en laissant séparer une laque violette « insoluble, due à la combinaison de l'oxyde de « plomb avec la matière colorante, la partie li-« quide claire fut exposée quelques instants à un « courant léger d'acide sulfhydrique qui enleva « les traces plombiques dissoutes pendant la réac-« tion sus-mentionnée ; on la filtra alors, et après « l'avoir distillée avec beaucoup de soin pour en « retirer un peu d'alcool, on évapora au bain-« marie le résidu de cette distillation en consis-« tance de sirop clair. Au moyen d'essais appro-« priés, nous avons pu reconnaître aisément, « dans ce produit, la présence de la *quinine et « même de la cinchonine;* mais aucunes traces de « matières qu'on pût rapporter à la *vératrine* ni à « la *colchicine*, malgré toutes les précautions pri-« ses dans le but de découvrir ces alcaloïdes.

« En outre, à côté des principes fébrifuges et « toniques du quinquina, nous avons obtenu en « quantité très-notable et comme ingrédient im- « portant, une substance extractiforme amère « dont les caractères dominants comparés à ceux « de produits faits exprès, à part, avaient la plus « grande ressemblance aux principes actifs de la « coloquinte.

« La liqueur antigoutteuse du docteur Laville, « d'après la composition fournie par l'analyse, « est donc formée de substances fébrifuges, anti- « périodiques, diurétiques et purgatives.

« C'est une heureuse association pour atteindre « le but qu'on s'est proposé. Ainsi nous la regar- « dons composée comme il suit, savoir :

« Vin généreux d'Espagne	800
« Alcool rectifié.	100
« Eau	85
« Principe actif de la coloquinte. . .	2,5
« Quinine et cinchonine.	5
« Matière colorante	3
« Sels calcaires, etc., sans importance	4,5
	1000,0

« En foi de quoi j'ai signé pour servir ce que « de droit. O. HENRY.

« Paris, le 12 novembre 1858. »

Vu par nous, maire du 2e arrondissement, pour légalisation de la signature de M. le docteur O. Henry apposée ci-dessus.

Paris, ce 24 janvier 1859. ANCELLE, adj.

PILULES PRÉVENTIVES DE LA GOUTTE ET DES RHUMATISMES

Formulées par le docteur LAVILLE.

« Ces pilules, recouvertes à leur surface d'une « feuille d'argent, étaient de la grosseur d'un pois « moyen et pesaient chacune environ 0 gram. 20 « (c'est-à-dire 4 grains); débarrassées de leur pel- « licule argentée, elles présentaient à l'intérieur « une couleur d'un vert noirâtre, et leur odeur un « peu aromatique rappelait celle des extraits cuits; « leur saveur, d'abord douceâtre, était bientôt « suivie d'une amertume assez prononcée qui ne « se rapportait pas toutefois à celle de la quinine, « de la noix vomique ou d'autres alcaloïdes du « même genre; soumises à la pression des doigts, « elles se ramollissaient et s'écrasaient même sans « difficulté.

« J'ai pris cent pilules en question pesant « 21 gram. 6 et je les ai soumises dans un creuset « de platine à une très-forte calcination; après « le dégagement de produits pyrogénés d'une « odeur aromatique piquante, on a obtenu un « résidu blanc qui conservait tout à fait la forme « globulaire première du médicament; ce résidu, « réduit en poudre, offrait à l'intérieur quelques « restes de charbon noir qu'une nouvelle calci- « nation à l'air a fait disparaître; elle pesa alors

« 3 gram. Traité dans cet état par l'acide chlor-
« hydrique pur, il céda à ce menstrue quelques
« traces sans importance de *phosphate ou de car-
« bonate de chaux, ainsi qu'un peu d'oxyde de
« fer,* mais principalement de la *soude*, constituant
« ici du *chlorure de sodium* dont le poids fournit
« celui de cette base où il existait des vestiges de
« potasse; ce que l'acide avait laissé intact était
« entièrement composé de *silice*.

« Cent nouvelles pilules du même genre ont
« été traitées à chaud par l'eau distillée, et le li-
« quide fut filtré avec soin. Il resta à l'état inso-
« luble une poudre verte de nature végétale ne
« retenant que quelques indices de silice et des
« pellicules d'argent provenant de l'enveloppe.

« Quant au liquide clair, sa teinte était brune
« extractive; il avait une alcalinité très-prononcée
« et une saveur un peu sucrée d'abord, puis
« amère, non désagréable. Le liquide rebelle à la
« fermentation alcoolique a été concentré à la
« chaleur du bain-marie jusqu'en consistance
« assez épaisse; il devint d'un aspect gélatineux
« que l'addition d'un peu d'acide *sulfurique* ren-
« dait encore plus manifeste. Traité alors par
« l'eau distillée il fournit un produit insoluble re-
« connu pour être de la *silice*. La partie dissoute
« par l'eau évaporée et prise par l'alcool bouil-
« lant donna du *sulfate sodique* formé par les
« réactions précédentes. On filtra, et l'on eut un
« nouveau produit extractiforme après l'évapo-
« ration ; ce produit était amer et sucré. Dissous

« alors dans l'eau distillée, rendue neutre et ad-
« ditionnée d'une solution de tannin pur, il nous
« a fourni un magma blanc jaunâtre, qui fut re-
« cueilli soigneusement, mêlé exactement de ma-
« gnésie caustique en excès, séché et traité par
« l'alcool bouillant, puis filtré ainsi également que
« par l'éther sulfurique ; il n'a laissé ensuite ni
« *quinine*, ni *cinchonine*, ni rien qui pût se rap-
« porter à la *vératrine* ou à la *colchicine*. Nous
« avons obtenu une substance en sorte de plaques
« minces d'un blanc sale, amères et légèrement
« âcres au goût, paraissant produire avec l'acide
« sulfurique une certaine cristallisation et déve-
« loppant à l'aide de cet acide concentré une cou-
« leur rouge pourprée passant ensuite au vert
« noir. Le composé, d'aspect cristallin, fait avec
« l'acide sulfurique dissous dans l'eau, précipitait
« par la potasse en un magma blanc jaunâtre.

« D'après quelques indices et divers essais faits
« à part sur une préparation obtenue *ad hoc* avec
« le physalis alkékengi, le produit dont il vient
« d'être question tout à l'heure se rapportait bien
« avec l'alkékengine ; mais ce dernier principe n'a
« jusqu'ici pas été obtenu d'une manière assez
« bien définie pour qu'on puisse, par l'analyse,
« l'avoir toujours parfaitement caractérisé.

« La poudre végétale verte, constituant la ma-
« jeure partie de ce qui est insoluble dans l'eau,
« n'a pas d'importance médicale ; elle n'a servi
« que comme excipient dans la préparation du
« composé pilulaire.

« D'après les essais mentionnés ci-dessus, nous « regardons les pilules préventives du docteur « Laville comme formées ainsi qu'il suit, savoir :

« Produit extractif particulier du physalis « alkékengi	9,5
« Silice.	3,0
« Soude.	2,6
« Poudre végétale verte.	7,5
	21,6

« Ce composé peut être considéré comme dés- « obstruant, fondant et dépuratif. Il ne ren- « ferme d'ailleurs, aux doses indiquées, rien qui « puisse être préjudiciable à la santé.

« En foi de quoi, j'ai signé pour servir ce que « de droit.

« O. HENRY.

« Paris, le 12 novembre 1858. »

Vu par nous, maire du 2e arrondissement, pour légalisation de la signature de M. le docteur Ossian Henry apposée ci-dessus.

Paris, 24 janvier 1859. ANCELLE, *adj.*

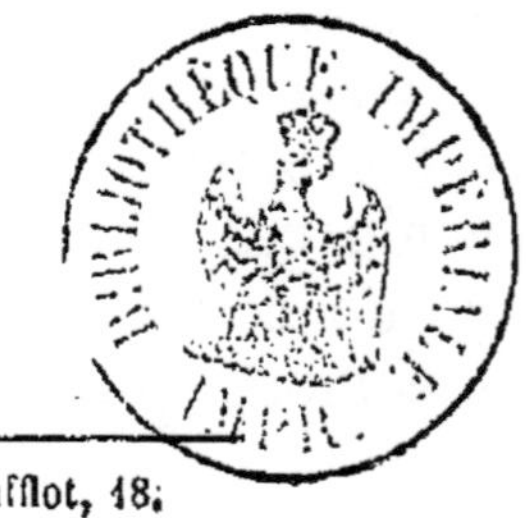

PARIS. — Typ. Ve LACOUR, rue Soufflot, 18.

PARIS. — Typ. Ve LACOUR, rue Soufflot, 18.

www.ingramcontent.com/pod-product-compliance
Ingram Content Group UK Ltd.
Pitfield, Milton Keynes, MK11 3LW, UK
UKHW012234240726
13966UKWH00003B/1097

9 782011 92884